妊娠期疾病早查早治

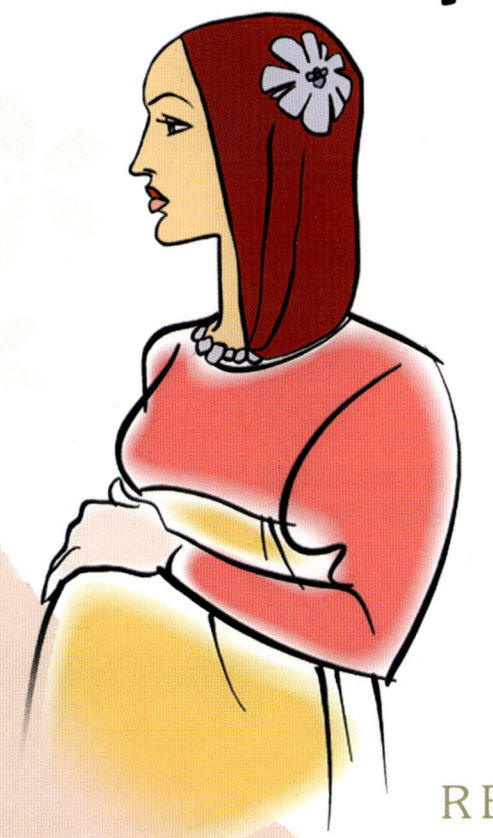

主　编　赵慎珠
编　者　赵慎珠　张荣欣　杜巧梅
策　划　李泰然

RENSHENQI JIBING

ZAOCHA ZAOZHI

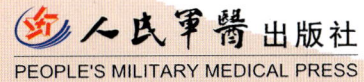 出版社

PEOPLE'S MILITARY MEDICAL PRESS

北　京

图书在版编目(CIP)数据

妊娠期疾病早查早治／赵慎珠,张荣欣,杜巧梅编．北京：人民军医出版社,
2008.1

ISBN 978-7-5091-1285-4

Ⅰ.妊…　Ⅱ.①赵…②张…③杜…　Ⅲ.妊娠病-诊疗　Ⅳ.R714.2

中国版本图书馆 CIP 数据核字(2007)第 172800 号

策划编辑：贝　丽　于　岚　文字编辑：蔡苏丽　责任审读：黄栩兵
出版人：齐学进
出版发行：人民军医出版社　　　经销：新华书店
通信地址：北京市 100036 信箱 188 分箱　邮编：100036
质量反馈电话：(010)51927243;(010)51927283
邮购电话：(010)51927252
策划编辑电话：(010)51927273
网址：www.pmmp.com.cn

印刷：三河市春园印刷有限公司　　装订：春园装订厂
开本：787mm×1092mm　1/16
印张：3　字数：49 千字
版、印次：2008 年 1 月第 1 版第 1 次印刷
印数：0001～5000
定价：22.00 元

版权所有　侵权必究
购买本社图书,凡有缺、倒、脱页者,本社负责调换

妊娠期疾病早查早治

RENSHENQI JIBING ZAOCHAZAOZHI

主 编 赵慎珠
策 划 李泰然

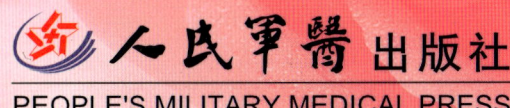
人民军医出版社
PEOPLE'S MILITARY MEDICAL PRESS

编辑推荐：

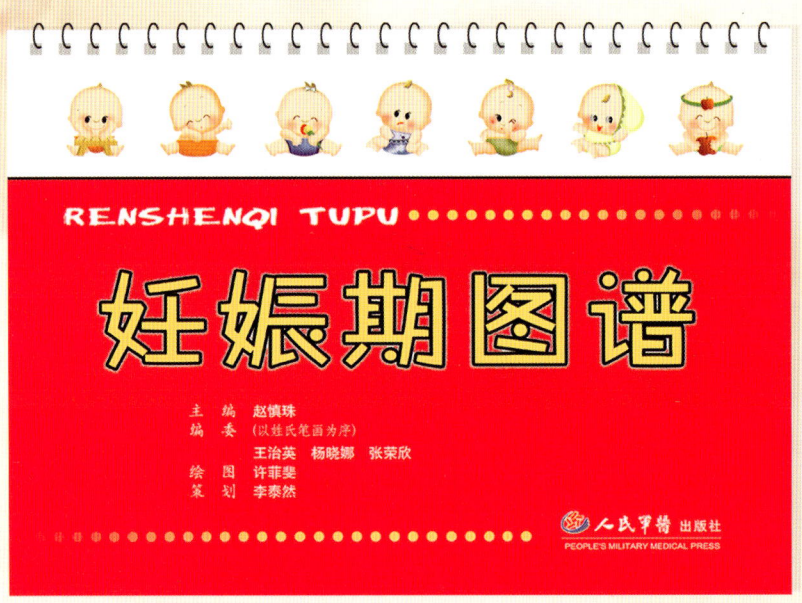

大16开　定价：29.00元

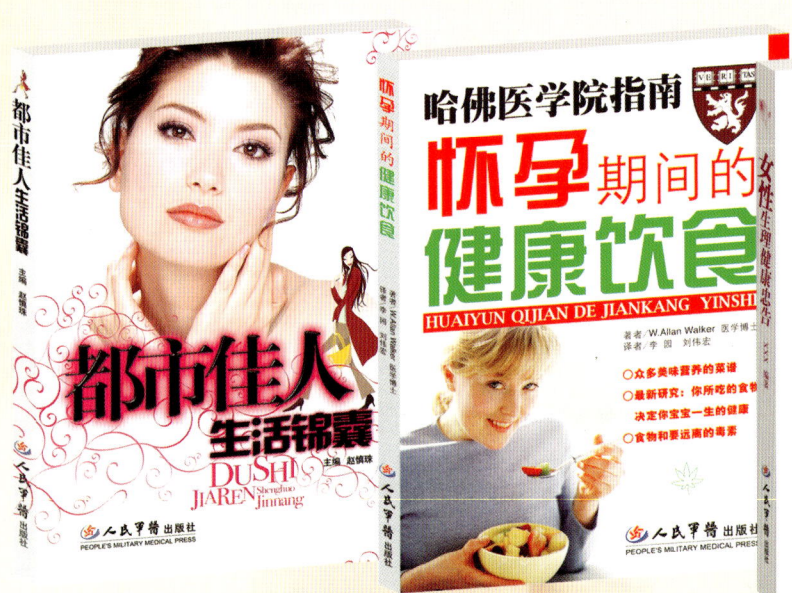

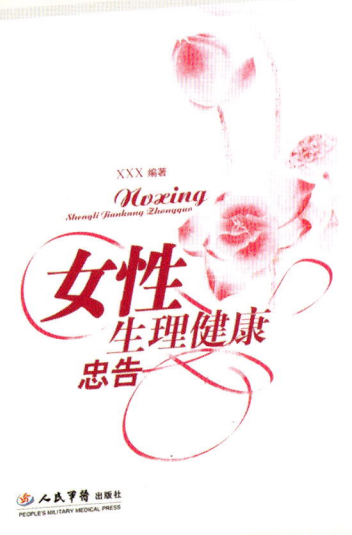

小16开　定价：36.00元　　　小16开　定价：32.00元　　　小16开　定价：30.00元

内容提要

本书介绍了妊娠期疾病,包括流产、早产、异位妊娠、妊娠剧吐、前置胎盘、胎盘早剥、死胎、羊水过多、胎儿宫内发育迟缓、多胎妊娠、过期妊娠、妊娠高血压综合征,以及妊娠合并呼吸疾病、心血管疾病、消化疾病、内分泌疾病、血液疾病、泌尿疾病、神经疾病、传染病、感染性疾病、性传播疾病,分娩期并发症的早期症状、诊断和治疗等内容,适合孕妇及妇产科医务工作者阅读参考。

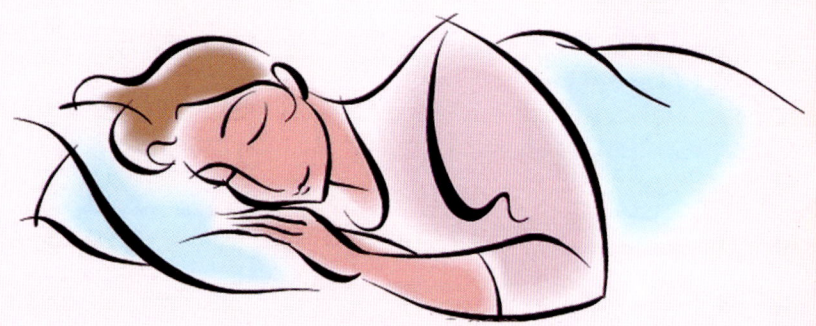

RenShenQi JiBing ZaoCha ZaoZhi
妊娠期疾病早查早治

前 言

怀孕生子是女人一生中最值得期待的时刻。

刚刚踏入妊娠期,准妈妈的疑问也会越来越多,怎样才能够保障宝宝的聪明健康是她们这一阶段最关注的话题。

孕期时间较长,准妈妈也会随时面临各种情况,一旦出现意外怎么办?编者认为,最好的办法还是应该去正规医院,在妇产科大夫的指导下安全用药,排除意外,保障母子平安。

但更多的现代女性在进行正常保健的同时,不仅想随时了解自己的身体状况,在医生的指导下安全用药,更想掌握更多孕期的科学知识,对自己和孩子有个切实全面的了解。

本册书就是根据孕期准妈妈可能出现的每个意外环节,详细描述疾病状况、给出简易偏方,为准妈妈孕期提供帮助。

作者的描述力求简洁明快,全面细致,所提供的药方也力求安全无不良反应。

关注准妈妈,呵护小宝宝,作者的努力是为了她们,也是为了所有即将迎接新生命的家庭。

编 者

RenShenQi JiBing ZaoCha ZaoZhi
妊娠期疾病早查早治

【CONTENS】

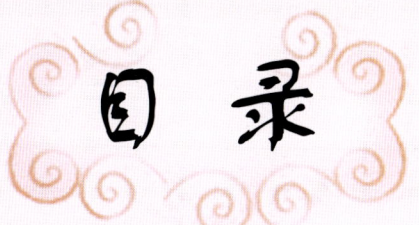

目 录

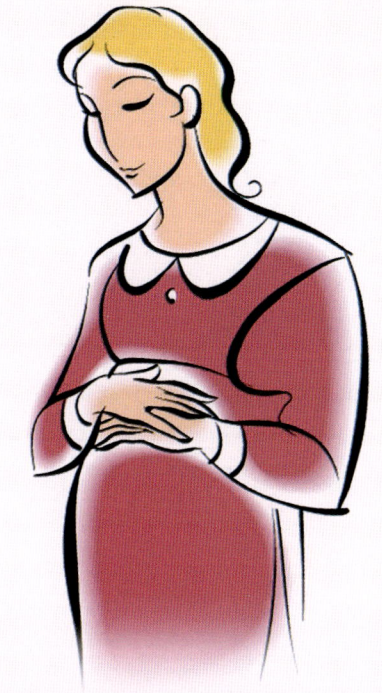

一、流产 /1
二、早产 /2
三、异位妊娠 /3
四、妊娠剧吐 /4
五、前置胎盘 /5
六、胎盘早剥 /6
七、死胎 /7
八、羊水过多 /8
九、胎儿宫内发育迟缓 /10
十、多胎妊娠 /11
十一、过期妊娠 /13
十二、妊娠高血压综合征 /14
十三、妊娠合并呼吸系统疾病 /15
十四、妊娠合并心血管系统疾病 /16
十五、妊娠合并消化系统疾病 /18
十六、妊娠合并内分泌系统疾病 /20
十七、妊娠合并血液系统疾病 /22
十八、妊娠合并泌尿系统疾病 /23
十九、妊娠合并神经系统疾病 /24
二十、妊娠合并传染病及感染性疾病 /26
二十一、妊娠合并性传播疾病 /28
二十二、分娩期并发症 /30
附录A、偏方汇总 /33

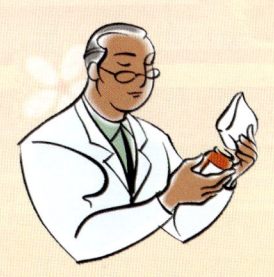

一、流产

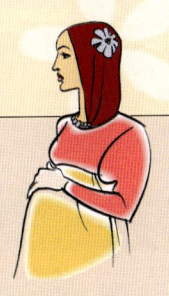

【临床表现】 为停经后阴道流血和腹痛。早期流产为怀孕12周前发生，先出现阴道流血，后产生阵发性下腹痛；晚期流产先出现腹痛，再出现阴道流血。

【流产可分为7个类型】

❶ **先兆流产** 怀孕28周前，阴道少量出血，颜色为暗红色或血性白带，无妊娠物排出，相继出现下腹痛、腰背痛。

❷ **难免流产** 有流产先兆，阴道流血增多，阵发性下腹痛加剧或出现阴道流血伴破裂的胎膜，流产已不可避免。

❸ **不完全流产** 难免流产继续发展，一部分妊娠物排出，还有一部分残留于宫腔颈口或宫腔内。

❹ **完全流产** 指妊娠物已全部排出，阴道流血逐渐停止，腹痛逐渐消失。

❺ **稽留流产** 胚胎已死滞留在宫腔内还没自然排出，子宫不增大反而缩小，早孕反应消失，胎动消失。

❻ **习惯性流产** 连续自然流产3次或以上的。

❼ **感染性流产** 流产过程中宫腔内有残留物，阴道流血时间长，流血伴脓性或恶臭，并伴有下腹痛、发热、血象升高等全身症状。

（续表）

【治疗原则】	根据流产的临床表现及不同过程，对各个发展阶段的病情演变加以识别，流产表现不同，处理原则不同。
【预防】	应保胎治疗，卧床休息，禁止性生活，给予镇静药，维生素E和孕酮可降低子宫肌肉的敏感性。

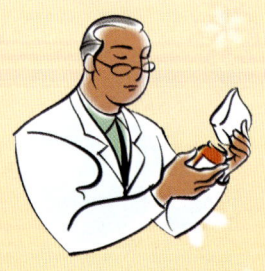

二、早产

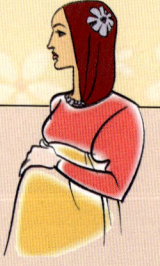

【临床表现】	早产指怀孕28周到37周之间分娩，新生儿全身各器官、脏器发育还未成熟的生育。 主要是子宫收缩，开始为不规则宫缩，伴有少量阴道流血和血性分泌物，以后发展为规则宫缩，与足月临产相似。
【治疗原则】	如果胎儿存活，没有胎儿窘迫、胎膜未破，应设法抑制宫缩，使怀孕继续下去。如果胎膜已破，不可避免要早产，应尽力设法提高早产儿的存活率。

（续表）

| 【预防】 | 要作定期产前检查，怀孕期间合并有其他疾病的应积极治疗。禁止性生活。宫颈内口松弛的应在怀孕14~18周作宫颈内口环扎术。 |

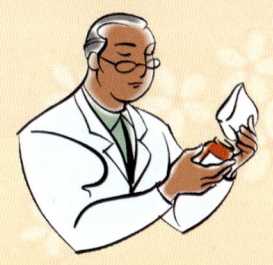

三、异位妊娠

异位妊娠是指受精卵在子宫腔内膜以外部位着床的妊娠，俗称宫外孕，包括输卵管妊娠、腹腔妊娠、卵巢妊娠等。但宫外孕是指子宫以外的妊娠，而宫颈妊娠、宫角妊娠也属于子宫妊娠的一部分，所以宫外孕的俗称是不准确的。异位妊娠以输卵管妊娠最多见。

| 【临床表现】 | 腹痛，阴道不规则出血，晕厥与休克。多数人曾有停经史，约20%的孕妇无停经史。突然出现腹痛，早期不明显，有时一侧下腹疼痛。输卵管破裂时，一侧下腹部撕裂样剧痛，随后发展为下腹部至全腹并可向肩部放射样疼痛。阴道点滴或不规则出血，经量少，色深褐，可伴有破碎的蜕膜排出。由于腹腔内急性出血和剧烈腹痛可引起休克，休克程度与腹腔内出血速度及量成正比，与阴道出血量不成正比。 |
| 【治疗原则】 | 中医辨证主要是少腹血瘀的实证，治疗以活血化瘀为主。组方以丹参、赤芍、桃仁为主，随症加减三棱、莪术等；西医治疗，主要选择剖腹手术治疗、腹腔镜手术、药物保守治疗等。 |

四、妊娠剧吐

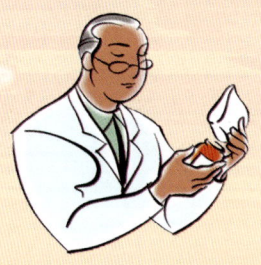

妊娠剧吐是指孕妇早孕反应严重,频繁恶心、呕吐,不能进食,以致发生体内水液失去平衡及新陈代谢障碍,甚至危及孕妇的生命。

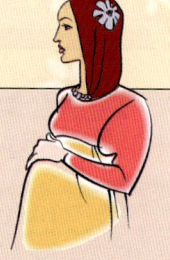

【临床表现】
年轻的孕妇多见,停经40天左右出现早孕反应,逐渐加重到频繁呕吐不能进食,呕吐物中有胆汁或咖啡样的物质。

【治疗原则】
对精神情绪不稳定的孕妇,给予心理治疗,解除思想顾虑。抓紧时间住院治疗,禁食,根据化验结果明确失水量及电解质紊乱情况,要根据情况补充水分和电解质。每日补液量不少于3 000ml,尿量维持在1 000ml以上,输液中加入氯化钾、维生素B_6、维生素C等,一般经治疗2~3天病情多可好转。

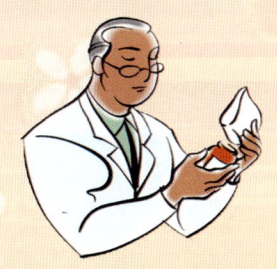

五、前置胎盘

前置胎盘是指怀孕 28 周后,胎盘附着于子宫下段,甚至胎盘下缘达到或覆盖宫颈内口,其位置低于出生时胎儿先露出的部位。

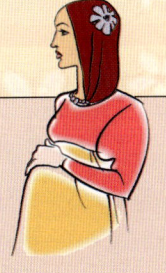

【临床表现】	典型症状是怀孕晚期或临产时发生没有诱因、无疼痛的反复阴道流血。严重者可出现贫血、休克及胎位异常。
【治疗原则】	抑制宫缩,止血、纠正贫血和预防感染。 根据流血量、休克程度、怀孕周数、胎儿是否存活进行不同的处理。
【预防】	采取有效的避孕措施,避免多次人工流产及刮宫,预防感染,发生妊娠期出血时,要及时就医,及早做出诊断和处理。

妊娠期疾病早查早治 六、胎盘早剥

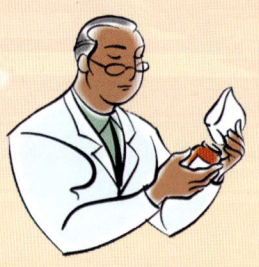

六、胎盘早剥

胎盘早剥是指怀孕20周后，正常位置的胎盘在胎儿娩出前部分或全部从子宫壁分离，即为胎盘早剥。起病急，发展快，是怀孕中、晚期的严重并发症，处理不及时可危及母儿生命。

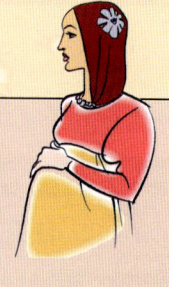

【临床表现】	孕妇突然发生剧烈腹痛，呈持续性、进行性加剧，腰酸或腰背痛，伴恶心、呕吐、面色苍白、脉细数、血压下降、无阴道流血或流血量不多，有腹部外伤史者更应高度警惕，应立即住院治疗。
【预防】	建立健全孕妇产前保健制度，定期围生期保健，做到早发现早治疗，怀孕晚期，孕妇应作适量的活动，要避免长时间仰卧，避免腹部外伤。有重度妊娠高血压综合征、慢性高血压、慢性肾脏疾病的孕妇应积极治疗原发病。

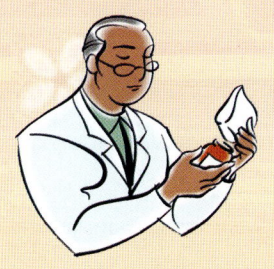

七、死胎

死胎是指怀孕20周后胎儿在子宫内死亡。胎儿在分娩过程中死亡,称死产,也是死胎的一种。

1.胎儿缺氧

【病因】

（1）母体因素：怀孕期间合并其他慢性疾病导致子宫胎盘血流量减少,绒毛缺血、缺氧而致死胎。

（2）胎儿因素：严重的胎儿心血管系统功能障碍,胎儿畸形易发生流产和死胎。

（3）胎盘因素：怀孕过期未产使胎盘老化,功能减退,对胎儿氧气及营养供应缺乏；特别是过度成熟胎儿对缺氧的耐受能力差,易发生胎儿宫内窘迫及宫内死亡。

（4）脐带异常：包括脐带先露、脐带脱垂、脐带缠绕及脐带打结等是引起死胎最常见的原因。

2.其他

在怀孕早期宫内感染者,可使胎儿死亡。若怀孕期应用对胎儿有致畸作用的药物,可使遗传基因发生突变,致染色体畸变,最终导致胎儿死亡。

（续表）

【临床表现及诊断】	❶ 孕妇自觉胎动消失，子宫不再继续增大，乳房松软变小，全身乏力，食欲不振。 ❷ 腹部检查发现子宫高度与停经月份不相符，没有胎动及胎心音。	❸ B超检查是诊断死胎最常用、最方便、最准确的方法。
【治疗原则】	凡确诊死胎尚未排出者，无论胎儿死的时间长短均应积极处理。	

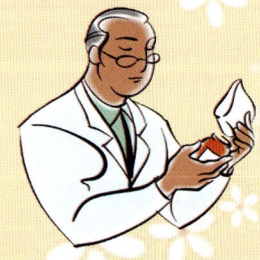

八、羊水过多

羊水过多指在怀孕的任何时期，羊水量超过2 000ml者，发生率为0.5%～1.6%。

（续表）

【临床表现】	（1）急性羊水过多：多在怀孕20～24周发病，羊水骤然增多，数日内子宫明显增大，孕妇感觉腹部胀痛、腰酸、行动不便，因横膈抬高引起呼吸困难，不能平卧。检查可见腹部高度膨隆，皮肤张力大，变薄，腹壁下静脉扩张，可伴外阴部静脉曲张及水肿，子宫大于怀孕月份，张力大，胎位检查不清，胎心音遥远或听不清。	（2）慢性羊水过多：常发生在怀孕28～32周，羊水在数周内缓慢增多，出现较轻微的压迫症状或无症状，仅腹部增大较快，检查见子宫张力大，子宫大小超过停经月份，液体波动感明显，胎位尚可查清或不清，胎心音较遥远或听不清。

对母儿影响

	（1）对孕妇的影响：急性羊水过多往往引起严重的压迫症状。由于子宫肌纤维伸展过度，可导致宫缩乏力，产程延长及产后出血增加，如果胎膜突然破裂可使宫腔内压力骤然降低导致胎盘早剥、休克。	（2）对胎儿的影响：常并发胎位异常，脐带脱垂，胎儿窘迫及因早产引起的新生儿发育不成熟。

【治疗原则】	羊水过多合并胎儿畸形，一旦确诊胎儿畸形染色体异常，应及时终止怀孕；羊水过多的正常胎儿，低盐饮食，减少孕妇饮水量，卧床休息，取左侧卧位，改善子宫胎盘循环，预防早产。

RenShenQi JiBing ZaoCha ZaoZhi
妊娠期疾病早查早治 九、胎儿宫内发育迟缓

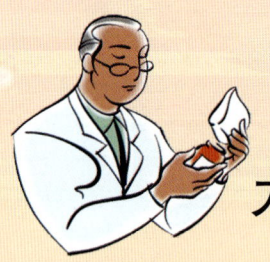

九、胎儿宫内发育迟缓

孕妇腹形小于相应怀孕月份,胎儿存活而生长迟缓;或孕 37 周后,胎儿出生体重小于 2 500g 者。

根据胎儿的生长特征,一般将胎儿宫内发育迟缓分为 3 型

【临床表现及分类】

（1）内因性匀称型胎儿宫内发育迟缓：这种类型少见,有害因素主要作用于受孕时或怀孕早期,常因某些染色体异常,感染性疾病及环境有害物质所导致。其特点是脑重量轻,常有脑神经发育障碍;胎儿体重、身长及头径均相称,但与孕周不相符;新生儿发育不全或身材矮小,外观无营养不良;半数有先天畸形。

（3）外因性匀称型胎儿宫内发育迟缓：致病因素在整个怀孕期发生作用,常由于营养不良,缺乏叶酸、氨基酸等重要的营养物质所致。特点：① 体重、身长、头径均减小,但相称；② 外表有营养不良表现；③ 各器官体积均小, 又以肝脾显著；④ 胎儿无缺氧表现。

（2）外因性不匀称型胎儿宫内发育迟缓：常见,不利因素主要作用在怀孕中、晚期。特点为:胎儿各器官细胞数量正常,但体积小；身长和头径与孕周相符合,体重偏低；新生儿的特点为大头,发育不匀称,外观呈营养不良状。

（续表）

【预后】	近期并发症主要为新生儿窒息，体温低，红细胞增多症；远期并发症主要有脑瘫、智力障碍、行为异常、神经系统障碍。
【治疗原则】	一般治疗：纠正不良生活习惯，如吸烟，酗酒，滥用药物及接触有害物质等。应加强营养，并注意营养均衡。卧床休息，取左侧卧位可纠正子宫右旋，增加子宫胎盘血流量。积极配合治疗各种合并症。
【住院治疗】	根据不同类型采取相应治疗。

十、多胎妊娠

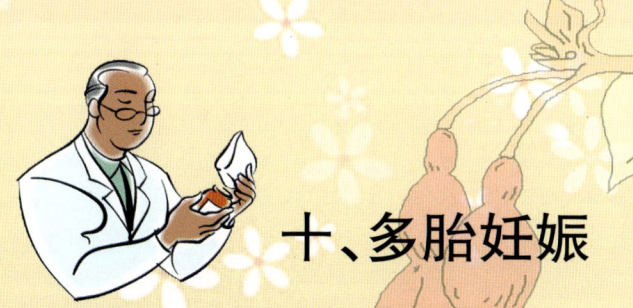

多胎妊娠指1次怀孕宫腔内同时有2个或2个以上胎儿时称多胎妊娠。其中双胎妊娠发生率最高。

(续表)

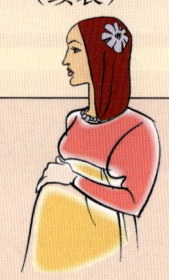

【病史及临床表现】	双卵双胎多有家族史，孕前曾用过促排卵药或体外授精、多个胚胎移植；恶心、呕吐等早孕反应重；怀孕中期体重增加迅速，腹部明显增大，下肢水肿，静脉曲张等压迫症状出现早而明显；怀孕晚期常有呼吸困难，活动不便。
【妊娠期的处理与监护】	(1)**补充足够营养**：进食含高热量、高蛋白质、高维生素及脂肪酸的食物，注意补充铁、叶酸及钙剂，预防贫血及妊娠高血压综合征。　　(2)**防止早产**：双胎孕妇应增加每日卧床休息时间，减少活动量，一旦出现宫缩或阴道流水，应住院治疗。 (3)**监护胎儿发育情况及胎位变化**：发现胎儿畸形，应及早终止怀孕。
【终止妊娠的指征】	(1)合并急性羊水过多，孕妇腹部过度膨胀，压迫症状明显；呼吸困难，严重不适。　　(3)母亲有严重并发症，如先兆子痫。 (2)胎儿畸形。　　(4)预产期已到还没有临产，胎盘功能减退。
【治疗原则】	多数双胎能经阴道分娩，但如有下列情况之一，应考虑剖宫产 (1)第一胎为肩先露、臀先露者。　　(3)胎儿宫内窘迫，短时间内不能经阴道结束分娩者。 (2)宫缩乏力导致产程延长，经保守治疗效果不佳者。　　(4)有严重的妊娠并发症需要尽快终止怀孕者。

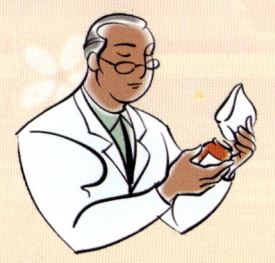

十一、过期妊娠

过期妊娠指平时月经周期规则，怀孕达到或超过42周（≥294日）还没有分娩者。

【过期妊娠有以下几方面的影响】	**（1）对胎盘的影响：**①胎盘正常，只是重量增加。②胎盘功能减退，导致胎儿缺血缺氧，使胎儿临产后不能适应子宫收缩所附加的缺氧而容易发生意外。 **（2）对羊水的影响：**怀孕38周后，羊水量开始减少，足月羊水量约为800ml，以后逐渐减少，怀孕过期可使羊水粪染率达71%。	**（3）对胎儿的影响：**①正常生长，体重增加可成为巨大儿，颅骨钙化不易变形，增加阴道分娩的困难，容易使胎儿窒息。②如果胎盘血流不足和缺氧及养分的供应不足，可使胎儿出现"小老人"容貌或者缺氧造成死亡。胎儿因粪染时间长而皮肤常变成黄色。 **（4）对母体的影响：**因胎儿窘迫、胎儿巨大、产程延长，容易造成难产，使手术率增加。
【预防】	月经周期准确者，要核实预产期。（阳历算法：从末次月经的第一天算起，月份数加9或减3，日数加7；如果是阴历，日数加14，月份的算法同阳历）	
【治疗原则】	应根据胎盘功能、胎儿大小、宫颈成熟度等综合考虑，选择最佳分娩方式。	

十二、妊娠高血压综合征

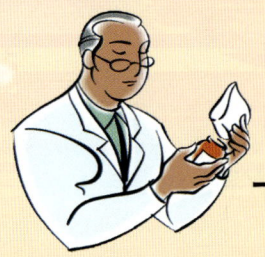

妊娠高血压综合征是产科常见病,以高血压、水肿、蛋白尿为主的症候群,多数发生在怀孕20周至产后24小时内。孩子出生后症状逐渐消失。

【临床表现】	（1）水肿,自足背向上发展呈凹陷性或紧张性水肿,休息后不能缓解。	（2）高血压,收缩压≥140mmHg,舒张压≥90mmHg,血压升高最少出现2次以上,间隔≥6小时。
	（3）尿蛋白,在24小时内尿液中的蛋白含量≥300mg。有头痛、恶心呕吐、胸闷、眼花、视物模糊等症状,还有的出现抽搐、昏迷等症状。	
【医生建议】	可以住院也可在家治疗。必须保证充足的睡眠,保持镇静,密切监护孕妇和胎儿的状况。间断吸氧。建立健全三级妇幼保健网,开展妊娠期及围生期保健工作。加强健康教育,使孕妇掌握孕期卫生的基础知识,自觉进行产前检查。指导孕妇合理饮食与休息。如多进食富含蛋白质、维生素、铁、钙、镁、锌等微量元素的食物及新鲜蔬菜、水果,少食动物脂肪、盐。	

十三、妊娠合并呼吸系统疾病

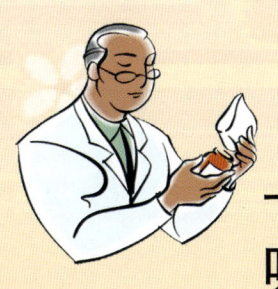

【妊娠合并肺结核】

妊娠合并肺结核有2种类型：

活动性肺结核和非活动性肺结核。非活动性肺结核，结核病变范围不大，肺功能无改变，对怀孕过程和胎儿发育无明显影响；病变范围较广的活动性肺结核，尤其心肺功能不全者，怀孕分娩常使病情加剧甚至死亡。胎儿可因缺氧、营养不良导致发育迟缓或死胎，如果结核菌破坏胎盘绒毛，进入胎儿体内，可引起先天性结核病，一般认为新生儿结核病多数由母体接触传染而来。

【临床表现】

低热、全身不适、乏力、消瘦、夜间睡眠出汗、食欲减退；呼吸道症状有咳嗽、咳痰、咯血、胸痛，肺尖部可听到湿啰音。

【防治】

对患有肺结核的妇女应加强宣传，在肺结核活动期应避免怀孕，若已怀孕，应在怀孕8周内行人工流产，注意避孕，抗炎抗结核治疗，待病灶稳定2~3年后再考虑怀孕。

【治疗原则】

注意休息，加强营养，多食高蛋白、多种维生素和富含矿物质的食物；住房要通风良好，阳光充足。抗结核治疗应由呼吸内科医师与产科医师联合协商处理。

十四、妊娠合并心血管系统疾病

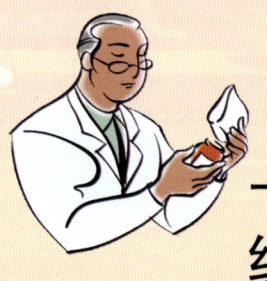

患心脏病的孕妇在怀孕期、分娩期及分娩后的1个月均可使心脏负担加重而发生心力衰竭。

【妊娠合并心脏病对胎儿的影响】

不宜怀孕的心脏病患者一旦怀孕，会导致心功能恶化，流产、早产、死胎、胎儿宫内发育迟缓、胎儿窘迫及新生儿窒息的发生率明显增加。心脏病孕妇心功能良好者，胎儿相对安全，剖宫产机会多；治疗心脏病的药物对胎儿存在潜在的毒性反应，部分先天性心脏病与遗传因素有关。

【妊娠合并心脏病的诊断】

❶ 怀孕前有心悸、气急或心力衰竭史，或体检曾被诊断有器质性心脏病，或曾有风湿热病史。

❷ 有劳力性呼吸困难，经常性夜间端坐呼吸，咯血，经常性胸闷、胸痛。

❸ 有发绀，杵状指，持续性颈静脉怒张，心脏听诊有舒张期杂音。

❹ 心电图有严重的心律失常，如心房颤动，心房扑动，ST段及T波异常改变。

❺ X线检查心脏显著扩大。

❻ 超声心动图检查显示心脏扩大，心肌肥厚，心内结构异常。

（续表）

【妊娠早期心力衰竭的诊断】	心脏病孕妇出现下述症状与体征,应考虑为早期心力衰竭	
	❶ 轻微活动后即出现胸闷、心悸、气短。	❷ 休息时心率每分钟超过110次,呼吸每分钟超过20次。
	❸ 夜间常因胸闷而坐起呼吸,或到窗口呼吸新鲜空气。	❹ 肺底部出现少量持续性啰音,咳嗽后不消失。

【妊娠合并心脏病的围生期监护】	1.未孕者	
	(1)应在孕前进行咨询,明确心脏病类型、程度、心功能状态,并确定是否可以怀孕。	(2)告诉怀孕者一定要从早孕期开始,定期进行产前检查。
	2.已怀孕者	
	(1)凡不宜怀孕的心脏病孕妇,应在孕12周前行人工流产。 (3)心力衰竭的早期防治:①避免过度劳累及情绪激动,保证充分休息,每日至少睡眠10小时;②怀孕期应适当控制体重,整个怀孕期体重增加不宜超过10千克,以免增加心脏负担。宜食高蛋白、高维生素、低盐、低脂肪饮食。孕16周后,每日食盐量不超过4~5克。	(2)定期产前检查,能及早发现心衰的早期征象。在怀孕20周前,应每2周行产前检查1次,20周后,尤其是32周以后,发生心衰的机会增加,产前检查应每周1次,发现早期心衰迹象应立即住院治疗,孕期经过顺利者,亦应在孕36~38周提前住院待产。

十五、妊娠合并消化系统疾病

【急性病毒性肝炎】

目前已经明确的肝炎有5种：甲型、乙型、丙型、丁型、戊型。甲型、戊型肝炎病毒以肠道途径传播为主，乙型、丙型、丁型肝炎病毒主要通过输血、注射、皮肤破损、性接触等肠道外途径感染，孕妇在怀孕任何时期均可能被感染，以乙型肝炎最常见。

【病毒性肝炎对妊娠的影响】

❶ 对母体的影响。怀孕早期合并病毒性肝炎，可使早孕反应加重，发生在怀孕晚期则妊娠高血压综合征的发病率增高；分娩时，因肝功能受损，凝血因子合成功能减退，产后出血率增高。

❷ 对胎儿及新生儿的影响。怀孕早期患病毒性肝炎，胎儿畸形发病率增高，流产、早产、死胎、死产和新生儿死亡率均明显增高。

❸ 母婴传播可分为宫内传播、产时传播、产后传播。

有下列情况者请注意

❶ 有与病毒性肝炎患者密切接触史，半年内曾接受输血、注射血制品。

❷ 临床表现。孕妇出现不能用早孕反应或其他原因解释的消化系统症状，如：食欲减退、恶心、呕吐、腹胀、肝区痛、乏力、怕冷、发热等症状。

（续表）

【治疗原则】	注意休息，加强营养，补充高维生素、高蛋白、足量的糖类，低脂肪饮食；应用中西药物积极保肝治疗，有患黄疸者应立即住院，避免应用可能损害肝的药物，重症肝炎住院治疗。

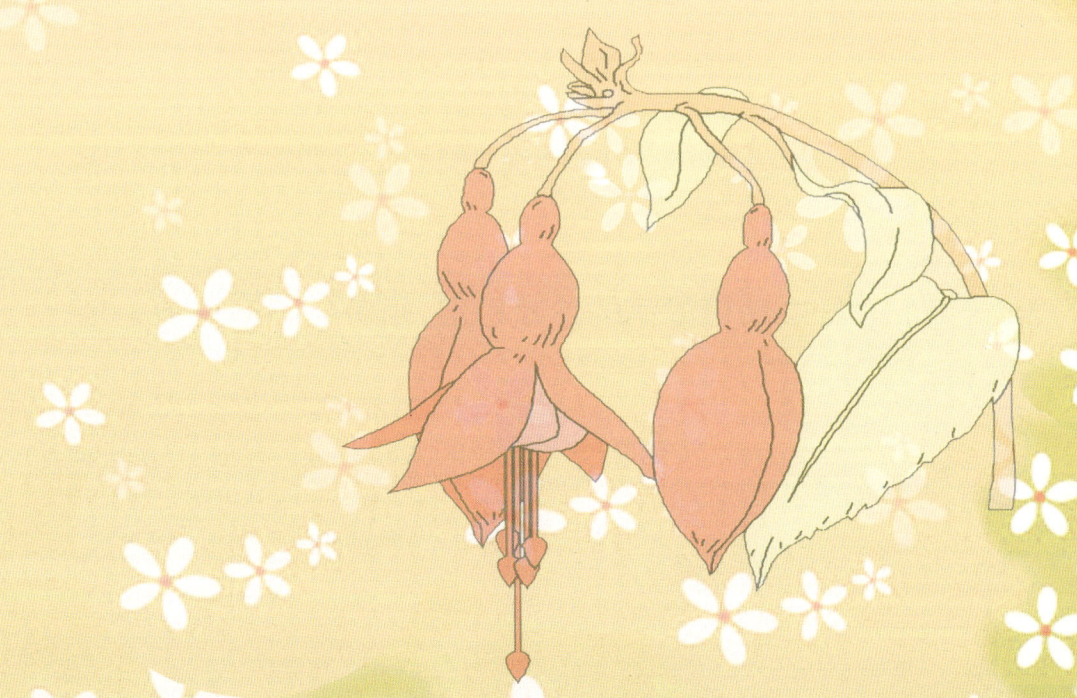

十六、妊娠合并内分泌系统疾病

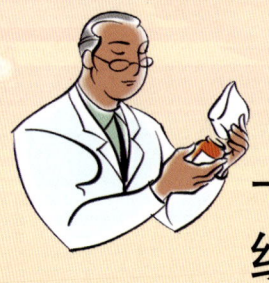

【妊娠合并糖尿病】 包括糖尿病患者怀孕,以及怀孕期首次出现或发现的糖尿病。

【临床表现】 凡有糖尿病家族史,或怀孕期尿糖反复阳性、年龄＞30岁、孕妇体重＞90kg、反复假丝酵母菌阴道炎、反复自然流产、巨大儿、有畸形儿分娩史、本次怀孕胎儿偏大或羊水过多应当警惕糖尿病。

妊娠期糖尿病的诊断标准,须符合下列任何一项

❶ 口服糖耐量试验结果2次异常。

❷ 2次空腹血糖≥5.8mmol/L,任何1次血糖≥11.1mmol/L,且再测空腹血糖≥5.8mmol/L。

（续表）

【糖尿病对妊娠的影响】	1.对孕妇的影响	
	(1)孕早期自然流产发病率增加，高血糖可使胚胎发育异常甚至死亡，所以患糖尿病的妇女宜在血糖控制正常后怀孕。	(2)易并发妊娠高血压综合征：糖尿病一旦并发妊娠高血压综合征，病情极复杂，临床较难控制，对孕妇、胎儿都不利。
	(3)糖尿病孕妇抵抗力下降，易合并感染，以泌尿系统感染最常见。	(4)羊水过多的发病率增加。 (5)巨大胎儿明显增加。易发生糖尿病酮症酸中毒。
	2.对胎儿的影响	
	(1)巨大胎儿发生率高达25%~40%。	(3)早产发生率为10%~20%。
	(2)胎儿宫内发育迟缓率为21%。	(4)胎儿畸形率为6%~8%，高于非糖尿病孕妇。
【治疗原则】	饮食疗法，糖尿病孕妇怀孕期饮食控制十分重要，理想的饮食应既能提供维持怀孕的热量和营养，又不引起餐后高血糖。	

十七、妊娠合并血液系统疾病

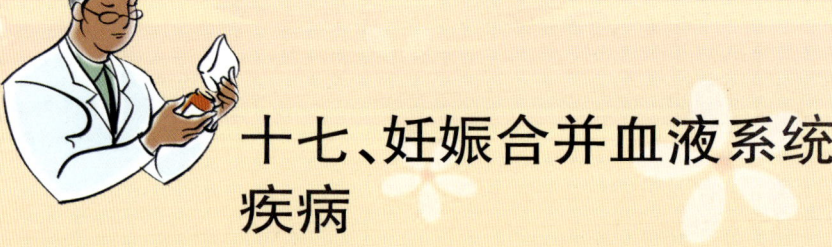

缺铁性贫血是由于孕期胎儿生长发育及孕期血容量增加,对铁的需求量增加,尤其在怀孕后期,孕妇对铁摄取不足或吸收不良所致的贫血。

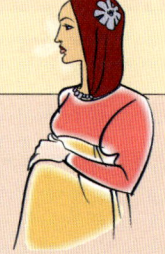

【病史】	既往有月经过多等慢性失血性疾病史,或长期偏食,怀孕早期呕吐,胃肠功能紊乱导致的营养不良等病史。
【临床表现】	轻者无明显表现,重者有乏力、头晕、心悸、气短、食欲不好、腹胀、腹泻、皮肤黏膜苍白、皮肤毛发干燥、指甲脆薄以及口腔炎等。
【预防】	❶ 怀孕期间积极治疗失血性疾病如月经过多等,以增加铁的贮备。 ❷ 怀孕期间加强营养,鼓励进食含铁丰富的食物,如动物肝脏、香菇、木耳、鸡血、豆类。 ❸ 产前检查时,每位孕妇必须检查血常规,尤其在怀孕后期重复检查,做到早期诊断,及时治疗。

十八、妊娠合并泌尿系统疾病

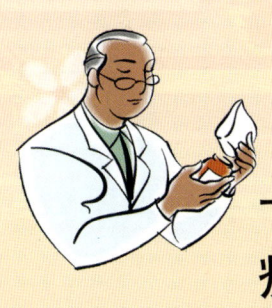

【泌尿系统感染】	急性泌尿系统感染所致的高热可引起流产、早产,若在怀孕早期,病原体及高热还可使胎儿神经管发育障碍,无脑儿发病率明显增高。
【急性膀胱炎】	表现为膀胱刺激征(尿频、尿急、尿痛),尤其排尿终了时明显下腹部不适,偶尔有血尿,多数不伴有明显的全身症状。
【治疗原则】	一旦确诊应采用抗生素治疗,孕期抗生素的应用原则尽可能选用细菌敏感的药物并注意药物对母儿的安全性,首选氨苄西林0.5g,每日4次口服。多饮水,禁止性生活。
【急性肾盂肾炎】	是怀孕期常见的泌尿系统合并症。起病急骤,突然出现寒战,高热可达40℃以上,也可低热,伴头痛,周身酸痛,恶心、呕吐等全身症状和腰痛、尿频、尿急、尿痛、排尿未尽感等膀胱刺激征。
【建议】	一旦确诊应住院治疗。

十九、妊娠合并神经系统疾病

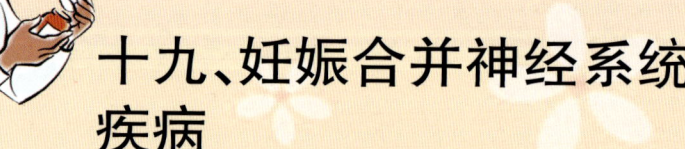

【合并癫痫临床表现】

(1) 大发作： 以意识丧失和全身抽搐为特征。

分3期：

①先兆期。此期神志清楚，事后有记忆。先兆表现多种形式，如患者感觉肢麻、疼痛、手指抽动、突感恐惧、情绪低落、幻视幻听、心悸、出汗及唾液增多等表现。

②抽搐期。患者突然神志丧失，发出尖叫，跌倒在地；患者全身肌肉强直痉挛，头向后仰，两上肢屈曲，两下肢伸直，足内翻，两眼上翻和偏向一侧，瞳孔扩大，对光反射消失。此期为30秒左右。此后进入阵挛期，患者四肢及面部肌肉强烈抽动，呼吸带鼾声，口吐白沫，并可有大小便失禁。持续2~3分钟。

③昏睡期。渐入睡眠状态约2小时，意识可完全恢复。发作后有意识模糊、躁动不安、幻觉等精神障碍。

(2) 小发作： 表现短暂意识障碍。

(3) 局限性发作： 发作时间短，大多几秒钟，如果不发展为大发作，则无意识障碍。

(4) 精神运动性发作： 主要是精神障碍。发作时间一般几分钟至半小时逐渐清醒。

（续表）

【怀孕对癫痫的影响】	怀孕早期常见恶心、呕吐、消化不良而使孕妇不能很好地摄入食物及吸收抗癫痫的药物；怀孕期血容量增加，体重增加，使抗癫痫药物在母体内被稀释，药量相对不足；怀孕期母体血浆白蛋白水平下降，导致抗癫痫药物与血清蛋白结合改变；怀孕期体内雌激素水平逐渐增加，可引起癫痫发作。
【癫痫对妊娠的影响】	怀孕期间癫痫的发作会使孕妇跌伤引起流产或早产。对胎儿的影响为癫痫发作时可以造成窒息，胎儿宫内窘迫，神经系统并发症，甚至导致胎儿死亡；抗癫痫药物的应用会使胎儿畸形。
【建议】	(1)患有癫痫的孕妇家属最好经常陪在其身边，学会处理癫痫孕妇的孕期生活。 (2)孕妇自己也要保证充足的休息时间，不能过度疲劳，避免情绪波动、噪声刺激；饮食上应注意，不可食用辛辣刺激性食物，禁止吸烟、喝酒等。可补充叶酸、维生素 K、钙片等。

【合并多发性神经炎】

主要表现是 3 种障碍

感觉障碍： 肢体远端感觉异常，如针刺感、蚁走感、电灼感，之后出现对称性感觉减退呈手套、袜套样分布。

运动障碍： 肢体远端对称性无力，肌张力低下，肌肉萎缩，重腕或垂足，腱反射减弱或消失。

自主神经障碍： 肢体末端皮肤对称性粗糙、脱屑、苍白或轻度发绀。

【原因】 怀孕期多发性神经炎主要是维生素 B_1 缺乏引起。

【建议】 急性期应卧床休息，恢复期可以针灸、理疗、推拿等治疗。饮食上应注意食用富含维生素 B_1 的食物。另外患者家属应加强护理。

妊娠期疾病早查早治　二十、妊娠合并传染病及感染性疾病

二十、妊娠合并传染病及感染性疾病

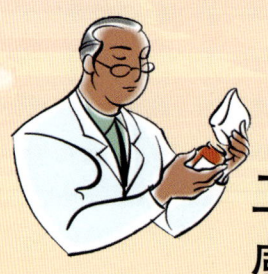

【合并风疹】 是由风疹病毒引起的急性发疹性上呼吸道传染病,多表现为呼吸道轻度炎症,低热、红色斑疹、丘疹和耳后、颈后淋巴结肿大。孕妇感染容易导致胎儿多系统的畸形。

【防治】

对症治疗：发热可卧床休息,高热、头痛可用解热镇痛药,咳嗽加用止咳祛痰剂。

注意隔离：风疹患者出疹后应隔离5天,但此症隐性感染多。

保护孕妇：怀孕早期应避免接触风疹患者。已确诊早期怀孕的感染者或怀孕中期发现胎儿畸形者应终止怀孕,以利于优生。

合并流行性感冒：是流感病毒引起的急性呼吸道传染病,主要通过飞沫传播,有高度的传染性。

【临床表现】 潜伏期一般为1~2天,以全身中毒症状为主。突然发病,头痛、发热、怕冷、乏力、全身酸痛。体温高达39~40℃,持续2~3天后下降。

（续表）

【防治】	**对症治疗：** 对于无并发症的流行性感冒患者不需作特殊治疗，应卧床休息，多饮水，加强护理。咳嗽加用镇咳祛痰剂，高热可物理降温，也可用解热镇痛药。 **产科处理：** 怀孕早期患流行性感冒者，怀孕14周后行B超检查者，测定羊水或血清中胎盘球蛋白，以便了解胎儿的情况。临产者给予支持疗法，预防产后出血。
【合并流行性腮腺炎】	是腮腺炎病毒引起的急性呼吸道传染病，主要引起腮腺非化脓性肿胀、疼痛、发热、咀嚼受限。孕妇为易感人群。可导致流产、早产、胎儿畸形等。
【临床表现】	初期困倦、低热、食欲不振，1~2天后腮腺逐渐肿大，体温升高，可达39℃，腮腺肿大常发生在一侧，也可见于两侧，以耳垂为中心向前、下、后蔓延，周围组织水肿，局部皮肤有灼热感、弹性感，触痛；张口、咀嚼受限。因腮腺管堵塞吃酸性食物疼痛加重，早期可见腮腺管口红肿，经1~3天达到高峰，持续4~5天后逐渐消退，整个发病过程7~14天。
【预防】	未发病的孕妇注意流行季节尽量避免接触感染者，减少感染机会；已感染的孕妇应隔离，卧床休息，对症治疗。抗病毒可以注射板蓝根针剂2ml，每日2次。

二十一、妊娠合并性传播疾病

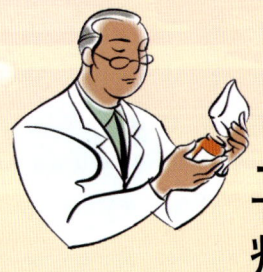

【合并淋病】	是由淋球菌引起的以泌尿生殖系统化脓性感染为主要表现的性传播疾病。大多数是通过性交经黏膜受感染，多数是男性先感染淋球菌后再传播给女性，以宫颈管受感染最多见。
【治疗原则】	应尽早彻底治疗，遵循及时、足量、规范用药原则。目前首选药物以第3代头孢菌素为主。
【预防】	应于产前常规筛查淋球菌，最好在怀孕中、早、晚期各做1次宫颈分泌物涂片，镜检淋球菌及行淋球菌培养，以便及早确诊并得到彻底治疗。
【合并梅毒】	由苍白密螺旋体引起的慢性全身性传播性疾病。早期主要是皮肤黏膜损害，晚期侵犯心血管、神经系统等各重要脏器，产生严重症状及体征，造成劳力丧失或死亡。 主要传播途径是性接触。患一、二期梅毒的孕妇传染性最强，梅毒螺旋体在胎儿内脏和组织中大量繁殖，引起怀孕16周后的流产、死胎、死产。未经治疗的一、二期梅毒孕妇几乎100%传染给胎儿。未经治疗的晚期梅毒孕妇感染胎儿的可能性约为30%。

（续表）

【治疗原则】	早期明确诊断，及时治疗，用药足量，疗程规范。治疗期间应避免性生活，同时性伴侣也应接受检查及治疗。
【合并尖锐湿疣】	由人乳头瘤病毒感染引起鳞状上皮疣状增生病变的性传播疾病。
【主要传播途径】	性接触，偶尔通过污染衣物、器械间接传播。
【临床表现】	症状常不明显，可有外阴瘙痒，烧灼样疼痛或性交后疼痛不适。刚开始为簇状增生粉色或白色小乳头状疣，增大后互相融合成鸡冠状，或菜花状，或桑椹状。病变多发生在外阴性交时易受损的部位，如阴唇后联合、阴道前庭尿道口部位。阴道分娩时容易导致大出血。生产后尖锐湿疣迅速缩小，甚至自然消退。孕妇绝大多数是通过软产道传染给新生儿。

RenShenQi JiBing ZaoCha ZaoZhi
妊娠期疾病早查早治 二十二、分娩期并发症

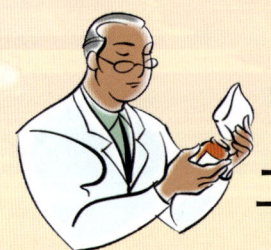

二十二、分娩期并发症

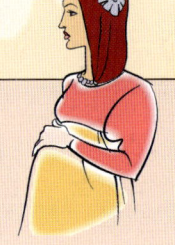

【产后出血】 胎儿娩出后 24 小时内失血量超过 500ml，是分娩期严重的并发症。

【引起产后出血的主要原因】 子宫收缩无力、胎盘因素、软产道损伤及凝血功能障碍等。

【临床表现】

主要为阴道流血过多引起休克等相应的症状和体征。

(1) 胎儿娩出后阴道立即出血，考虑软产道损伤。

(2) 娩出后几分钟阴道出血常与胎盘因素有关。

(3) 胎盘娩出后的出血多与子宫收缩乏力或胎盘胎膜残留有关。

(4) 持续性的阴道流血无血凝块者与凝血功能障碍有关。

(5) 阴道流血不多，产妇失血明显，伴有阴道疼痛者，考虑软产道损伤。

【治疗原则】 迅速止血，补充血容量，纠正失血性休克，防止感染。

（续表）

【预防】	重视产前检查，正确处理产程，加强产后观察。
【羊水栓塞】	是指分娩过程中羊水突然进入母体血液循环引起急性肺栓塞、休克、弥散性血管内凝血、肾功能衰竭或突发死亡的严重并发症。发生在足月产妇的死亡率高达 70%～80%；怀孕早期、中期流产也可以发生，但病情较轻，死亡少见。
【发病原因】	主要是羊水中有形物质如胎毛、胎脂、胎粪等进入母体血液循环引起。
【临床表现】	❶ **休克**：开始时产妇出现烦躁不安、寒战、恶心、呕吐、气急等症状，继而发生呛咳、呼吸困难、发绀、心率加快、面色苍白、四肢厥冷、血压下降等。严重的发病急，甚至没有先兆，而血压迅速下降，于数分钟内死亡。 ❷ **弥散性血管内凝血引起的出血**：患者可以出现全身广泛性出血，大量阴道流血、切口渗血、全身皮肤黏膜出血、血尿甚至出现消化道大出血。 ❸ **急性肾功能衰竭**：羊水栓塞后产妇出现少尿、无尿和尿毒症的表现。
【治疗原则】	一旦出现羊水栓塞，应立即抢救。解除肺动脉高压，改善低氧血症。抗过敏，抗休克，防治弥散性血管内凝血，预防肾功能衰竭、预防感染等。
【子宫破裂】	指在分娩期或怀孕晚期子宫体部或子宫下段发生破裂，是产科很严重的并发症。

妊娠期疾病早查早治 二十二、分娩期并发症

（续表）

【临床表现】	子宫破裂多发生在分娩期,为逐渐发展的过程,大多分为先兆子宫破裂和子宫破裂两个阶段。
【临床表现】	**1.先兆子宫破裂** 常见于产程长、有梗阻性难产原因的产妇。 产妇烦躁不安和下腹疼痛,排尿困难或出现血尿,少量阴道流血,心率加快,呼吸急促,子宫收缩频繁呈强直性或痉挛性收缩,胎动频繁,胎心加快或减慢,胎先露下降受阻,子宫收缩加强,子宫体部肌肉增厚变短,下端肌肉变薄变长,两者之间形成环形凹陷。 **2.子宫破裂** （1）**不完全性破裂**:子宫肌层只有部分破裂或全层破裂,但浆膜层完整,子宫腔与腹腔不相通,胎儿和附属物仍在子宫腔内。　　（2）**完全性子宫破裂**:子宫肌壁全层破裂,产妇可感到下腹撕裂样剧痛,子宫收缩停止或消失。腹痛缓解后,可出现面色苍白、呼吸急迫、脉细数、血压下降、全腹部持续性疼痛等症状。
【预防】	子宫一旦发生破裂,处理困难,危害极大,应积极预防,认真做好产前检查,正确处理产程,提高产科质量。
【治疗原则】	先兆子宫破裂,应立即给予抑制子宫收缩药物,行使剖宫术;子宫破裂者,应输液、输血、吸氧、抢救休克,并尽快手术治疗。

附录 A 偏方汇总

先兆流产

方①：炙黄芪、当归身、熟地黄各 9g，菟丝子、杜仲各 15g，桑寄生 9g，党参、黄芩、阿胶各 6g，炙甘草、炒川芎、白芍各 3g，大枣 3 个。加水 1 000ml，煎至 600ml，早、中、晚饭前分 3 次温服，之后卧床休息片刻。

方②：当归身 30g，川芎 9g，砂仁 6g，阿胶 15g，黄芩 6g，白术 18g，僵蚕 9g，防风 7.5g，甘草 6g，艾叶 7 片。加水 1 000ml，煎至 600ml，早、中、晚饭前分 3 次温服。

方③：生地黄、生黄芪、党参、苎麻根各 12g，桑寄生、当归、白芍、川断、杜仲、阿胶、菟丝子各 9g，炒艾叶 3g，甘草 6g。水煎服，每日 1 剂。

方④：山药、阿胶各 15g，石莲肉、椿根皮、黄芩、侧柏炭各 9g，川连 3g。水煎服，每日 1 剂。

方⑤：黄芪、党参各 25g，白芍、山药、生地黄、桑寄生各 15g，杜仲、白术各 12g，砂仁 6g，大枣 6 枚。水煎服，每日 1 剂。

方⑥：菟丝子 30g，熟地黄、桑寄生、炙黄芪各 15g，续断 12g，白术、酒炒白芍、盐炒杜仲各 10g，苏梗 9g。水煎服，每日 1 剂。

方⑦：芍药、茯苓各 15g，当归、泽泻、川芎各 10g，白术 12g，川断、桑寄生、菟丝子、苎麻根各 30g。水煎服，每日 1 剂。每日早、晚各服 1 次，1 个月为 1 个疗程。

方⑧：菟丝子、党参各 15g，桑叶、杜仲各 12g，熟地黄、山萸肉各 10g，阿胶 9g，苎麻根 30g。水煎服，每日 1 剂。

方⑨：陈艾叶 6g，新鲜鸡蛋 2 个。用适量的水把陈艾叶煮沸加入荷包蛋 2 个，待鸡蛋熟后，吃鸡蛋喝汤。

习惯性流产

方①：黑豆 120～250g，醋 100g，老丝瓜 1 个。将老丝瓜烧成灰，先将黑豆放在锅内炒响，用干净的炊帚不时蘸醋，均匀地洒向黑豆，然后用微火拌炒，以醋完豆干为准，注入清水两碗煎煮后，滤其浓汁 1 碗，饮时冲服丝瓜灰。

方②：阿胶 9g，艾叶 9g。加水 600ml，煎至 300ml，早、中、晚饭前分 3 次加红糖温服。

方③：菟丝子 240g，川断、巴戟天、杜仲、白术、枸杞子、鹿角霜各 90g，熟地黄 150g，阿胶、党参各 120g，大枣（无核）50g，砂仁 15g。将熟地黄、枸杞子反复煎，去渣，用药液溶化阿胶成为稀糊状，将大枣肉捣烂，其他各药共研细末，将药末、药液与枣泥调匀，加适量炼过的蜜糖，制成药丸，每天服 3 次，每次服 6g。作为调理服用为佳。

方④：当归 25g，延胡索、赤芍各 15g，川芎、官桂、蒲黄、五灵脂、小茴香各 10g，没药、炮姜各 7.5g。水煎服，每日 1 剂。

方⑤：炙黄芪、淮山药各 15g，党参、熟地黄各 12g，山萸肉、巴戟天、鹿角片、仙灵脾、杜仲各 10g。水煎服，每日 1 剂。在流产后未见怀孕，或怀孕后未见阴道出血者均可服此方，每个月服 10 剂，服到前几次流产的月份后再递减。

方⑥：枸杞子、川断各 20g，菟丝子、白术各 15g，杜仲、鹿角胶、阿胶、砂仁各 10g，当归、生晒参各 5g，大枣 5 枚。每日 1 剂，容易流产的月份需服 10 剂，以后每月服 3 剂，直到分娩。

方⑦：黄芪 30g，川断、菟丝子各 12g，桑寄生 20g，阿胶 10g(烊化冲服)。每日 1 剂，水煎服，早晚各 1 次，10 剂为 1 个疗程，阴道出血停止后再巩固 1 个疗程。

方⑧：杜仲、川断、炙甘草、白芍各 10g，桑寄生、山药、党参、白术、当归、黄芩、陈皮、紫苏各 15g。主要用于宫颈松弛引起的习惯性流产，可与西医手术前后配合使用本方。从怀孕 4 个月开始服用，每个月 10 剂，直到怀孕足月。

（续表）

习惯性流产	**方⑨**：小茴香18g，陈皮、肉桂（后下）各6g，淮山药、酒炒白芍、吴茱萸各12g，当归、苍术各15g，白术30g，砂仁（后下）5g，炙甘草、生姜、炮姜各3g，大枣3枚。水煎分3次空腹温服，在怀孕2~3个月后服6剂，待小腹转暖，症状改善后停服，至滑胎前1~2个月时服6剂。如果已经有堕胎之势，并伴有阴道流血者，不宜服用本方。
难免流产	**偏方**：党参、当归、川芎、益母草各30g，赤石脂3g，黑芥穗12g。如无胚胎排出，加桃仁、红花、川牛膝、车前子各10g；如不完全流产出血量多者加阿胶（烊化）、仙鹤草各15g，三七粉（吞服）10g。每日1剂，水煎服，早晚各1次温服。
早产	**方①**：当归（焙）30g，葱白1把。每次服约15g，酒1盏半煎2.4g，温服。 **方②**：羚羊角9g。烧灰，酒少许送服。 **方③**：红皮鸡蛋7个。去皮倒在平底锅背面，用火把鸡蛋煎熟，1次吃完。 **方④**：当归、云苓各15g，苎麻根10g，白芍、香附、紫苏各7g，木香5g。每日1剂，水煎服，每日早、晚1次。　　**方⑤**：白术50g，党参、黄芪、熟地黄、酒白芍各25g，酒黄芩、当归各10g。菟丝子15g。每日1剂。水煎服。早、晚各服1次。 **方⑥**：苎麻根50~100g，洗净煎汤服用，每日3次。治孕妇胎动可能会小产者。 **方⑦**：菟丝饼25g用酒煮备用，白术25g。共研末，一次少许黄酒冲服，适量。服时禁食生冷食物。

（续表）

妊娠高血压综合征	**方①**：天仙藤15g,炒香附12g,陈皮6g、苏叶、甘草各6g。共研细末,每次9g,用木瓜或生姜皮煎汤调服,空腹,每日服2次。主要用于气滞肿胀者。 **方②**：丹参、赤芍、葛根各15g,玄参、大腹皮各20g,猪苓30g。用清水煎服。取药汁100ml,每次服50ml,1日2次。用于水肿重者。 **方③**：丹参、赤芍、葛根各15g,玄参、钩藤(后下)、生石决明各20g,怀牛膝10g。用清水煎服,取药汁100ml,每次服50ml,1日2次。用于血压增高者。	**方④**：羚羊角粉1.5g,天竺黄、郁金、胆南星各12g,黄连10g,地龙30g,琥珀9g。共研细末,装胶囊,每粒3克,每次3粒,每天服4次。在降压、消肿、消除尿蛋白等方面优于西药常规治疗。 **方⑤**：当归、白术、泽泻、云苓、白芍、钩藤各10g,桑寄生、菊花各15g,煅石决明30g。水煎服,每日1剂。10剂为1个疗程。配合甜豆汁服用效果更好。 **方⑥**：红鲤鱼1条(约半斤),茯苓60g。先把鲤鱼洗净去鳞,去掉鱼鳃和内脏。加入茯苓及清水1 000ml,用文火煎成500ml,分2次温服。每日1剂,连服20天。用于妊娠水肿。
异位妊娠	**方①**：丹参20g,红花、赤芍、木香、川芎、桃仁、延胡索、五灵脂、蒲黄各10g,桂枝5g。每日1剂,水煎服,早、晚各1剂。 **方②**：丹参、赤芍各15g,桃仁9g,三棱、莪术各5g。每日1剂,水煎服。早、晚各1次,连用5～7天即可收效。用于输卵管未破裂,胎儿存活者。	**方③**：炙黄芪、赤芍、地龙各12g,川芎6g,当归、红花、桃仁、水蛭各9g。水煎服,每日1剂,早、晚各1次。用于陈旧性宫外孕。 **方④**：桃仁10g,红花5g,乳香、没药、赤芍、莪术、三棱、川芎各10g,丹参、山楂、当归各15g。每日1剂,水煎服,早、晚各1次温服。

（续表）

异位妊娠	方⑤：赤芍、桃仁各9g，乳香、没药各5g，槐花10g，丹参、花蕊石各15g。每日1剂，水煎服。早、晚各1次，温服。 方⑦：皂角刺8g，丹参12g，莪术、三棱各5g，甘草5g。流血过多者加大蓟、小蓟、白茅根各12g。腹痛加延胡索12g，没药15g。每日1剂，水煎服，早晚各1次，温服。	方⑥：炒蒲黄、五灵脂各12g，槐花、白及各15g，蜈蚣3条，罂粟壳3g，红藤18g。每日1剂，水煎服，早、晚各1次，温服。用于急性出血型宫外孕。
妊娠剧吐	方①：伏龙肝12g，大腹皮、藿香叶、苏梗、姜半夏各6g，茯苓9g，白蔻仁2g，生姜片3片，左金丸3g(包)。每日1剂，水煎服，早晚各1次温服。治疗痰湿内阻型剧吐。 方②：黑枣仁、珍珠母各30g，丹参12g，赤芍、半夏、白术各10g，红花、降香各6g。每日1剂，水煎，每次少许服用。本方服后能使体内浊气下降，降低机体应激反应，还能降低妊娠高血压综合征的发病率。 方③：姜柿蒂、伏龙肝各15g，陈皮5g，姜半夏、茯苓、大枣、西洋参各9g，生姜3g。每日1剂，水煎代茶饮服。对脾胃虚弱久吐伤津者效果好。	方④：熟地黄20g，黄芪15g，川芎、砂仁、粳米各5g，当归、川断、白术各10g，党参、白芍、炙甘草各8g。每日1剂，水煎少量频服。用于妊娠剧吐伴有胎动不安。 方⑤：紫苏叶、川黄连各5g。头目眩晕者加钩藤、天麻各10g。每日1剂，水煎服，1日3次。用于肝胃不和。 方⑥：生姜60g（带皮切片），伏龙肝60g，童子鸡1只。将伏龙肝煎煮，取澄清液备用。将童子鸡除去内脏，放生姜于鸡腹中。童子鸡放入瓷罐内，然后加入伏龙肝澄清液适量，食盐少许，盖严炖烂，取汤慢慢饮用，鸡肉可食用。每日或隔日1次。

（续表）

前置胎盘	方①：黄芪35g，炒白术、菟丝子各30g，党参、山药、杜仲各15g，柴胡、当归、陈皮各10g，炙甘草、升麻、砂仁各6g。肾虚者加桑寄生、山萸肉各12g，有热者加黄芩13g，藕节10g。有出血者加荆芥炭15g，去掉杜仲加杜仲炭15g。出血时，每日1剂，水煎服，早、晚各1次温服。血止后，每2天1剂，每天1次，连服2个月。	方②：菟丝子、黄芪、熟地黄、炒山药各20g，桑寄生、党参、川断各15g，当归12g，阿胶（烊化）10g，仙鹤草10g。阳虚者加鹿角霜12g，肉苁蓉10g；阴道出血较多者加侧柏叶12g，艾叶炭10g；阴虚者加生地黄、女贞子、旱莲草各15g；血虚者加白芍10g。每日1剂，水煎服，早、晚各1次温服。血止后每日1次服用继续巩固。
胎盘早剥	方①：豆豉30g，鹿角末1g。以水200ml煮豆豉，取药汁100ml，加入鹿角末搅匀，1天服2次。 方②：生地黄（洗净切）1 200g，将生地黄捣汁，每服用汁7分，酒3分，同煎沸，稍热便服，每日3次。 方③：南瓜蒂10个，米粉300g。将南瓜蒂放在瓦上炙灰，研成细末，将糯米或粳米炒后研成米粉，与南瓜蒂末混合，用开水冲服30g。 方④：老母鸡1只，枸杞子250g，红参15g，黄芪30g，当归15g。鸡杀后去内脏洗净，将上药放入鸡腹中，用文火炖3小时，分3次饮汤食肉，连用20次。	方⑤：金樱子100g，蜂蜜200g。先将金樱子洗净，加水煎煮，2小时后取汁，再加水煎煮，反复4次，将4次煎汁混合继续煎煮至汁浓稠时，加蜂蜜拌匀，冷却后撇去上沫即可。每次15g，每日2次，白开水调服。 方⑥：党参25g，白术15g，熟地黄25g，当归15g，白芍25g，杜仲15g，陈皮15g，炙甘草10g。每日1剂，水煎服，取汁200ml。早、晚各1次，每次100ml。

（续表）

羊水过多	方①：鲤鱼1条，冬瓜100g。先将鲤鱼去内脏、鳃、鳞并洗净，冬瓜洗净切块，放锅内加适量的水，等鲤鱼煮熟后，加少量盐、油调味，吃鱼喝汤，连服5~7天。 方②：茯苓15g，大米50g，红枣（去核）5枚。共放锅内，加水适量，煮成粥，作早餐服。 方③：羊腰2个（洗净切片），肉苁蓉20g，胡椒5g，陈皮、草果各5g，葱、姜适量，盐少量。将上药及调料装入纱布袋内扎口，与羊腰同煮熬汤，去药取汤，用汤煮面条食用。 方④：赤小豆、黑豆各100g，绿豆50g。洗净后放锅内，加水适量，煮至豆烂熟，加入适量白糖，作饮料食用，尤其适合夏天饮用。	方⑤：茯苓皮、大腹皮、当归、白芍各15g，白术10g，生姜皮、陈皮各5g。每日1剂，水煎服，服用10天左右。 方⑥：冬瓜、山药各15g，白术、莲子肉、远志、川断各10g，桑寄生30g，陈皮6g，茯苓皮12g，羌活3g，防风5g。水煎服，每日1剂。有健脾补肾，升阳除湿，行气利水的功效。 方⑦：木香、猪苓、泽泻、桑白皮、川芎各10g，木瓜、槟榔、苏梗、陈皮各6g，白术、大腹皮各12g，茯苓、当归各15g，砂仁5g。每日1剂，水煎服，具有健脾渗湿，顺气安胎的功效。 方⑧：天仙藤、陈皮、乌药、木瓜、香附各10g，紫苏6g，生姜3片，甘草10g。水煎服，每日1剂。有理气祛湿，舒郁化滞的功效。
胎儿宫内发育迟缓	方①：当归、白术、黄芩各10g，白芍15g，川芎12g。每日1剂，水煎服，早、晚各1次。连服7天为1个疗程。	方②：菟丝子、熟地黄、阿胶（烊化）各5g，炙党参、炙黄芪、桑寄生各12g，炒白术、当归、续断各9g，砂仁（后下）3g。每日1剂，水煎服。服药7~10天为1个疗程。

(续表)

胎儿宫内发育迟缓	**方③**：鸡蛋2枚，龙眼肉10枚。加水500ml，煮沸后文火煮20分钟，喝汤吃鸡蛋、龙眼肉。 **方④**：鸡1只，生黄芪100g，当归30g，白芍20g，党参30g，葱、姜、盐、黄酒少量。将鸡杀后洗净，把上述4药放入鸡腹中，将鸡放入锅内，加葱姜等调料烧煮，等鸡肉熟烂，食肉喝汤。1日1次。	**方⑤**：糯米200g，薏苡仁50g，赤小豆30g，芡实米20g，生山药30g，莲子肉20g，红枣20枚。先将薏苡仁、赤小豆、芡实米放入锅内煮烂，再放入糯米、莲子肉、大枣同煮烂。每日早、晚食用，连续1个月。
过期妊娠	**方①**：当归、枳壳、川芎各15g，红花、川牛膝各9，生大黄（后下）6g，生、熟地黄各12g，生蒲黄12g，冬葵子30g，龟板（后下）18g，黄芪20g，甘草6g。每日1剂，水煎服，早、晚各1次，连服3天。 **方②**：太子参30g，炙甘草、熟地黄、菟丝子、川牛膝各15g，当归、川芎、红花、白术、枸杞子、枳壳、车前子（包）各10g。每日1剂，水煎服，早晚各1次。连服3天。 **方③**：生黄芪40g，潞党参、当归、怀牛膝、血余炭各30g，川芎20g，炙龟板50g，王不留行子20g。每日1剂，水煎取汁250ml，早、晚各1次温服，服药1~5剂。	**方④**：川芎、当归各15g，荆芥穗、生黄芪各8g，白芍15g，菟丝子10g，川贝母8g，枳壳20g，厚朴、羌活、艾叶、甘草各6g，生姜3片。水煎服，每日1剂，早、晚各1次温服。 **方⑤**：黄芪30g，当归、川芎、党参、白术、生地黄各10g，枳壳9g，怀牛膝、木通、甘草各6g。每日1剂，水煎服，1~3剂即可。 **方⑥**：益母草、鸡血藤、乌药各18g，当归、川芎、红花、枳壳、车前子、冬葵子各15g，生芝麻、瓜蒌仁各10g，生大黄（后下）4g。上药水煎2次，煎煮300ml，早、晚温服。连服3剂，3剂无效者停服。

(续表)

类别		
死胎	方①：当归 25g，川芎、芒硝（冲服）各 12g，肉桂、红花各 6g，牛膝、车前子各 10g，黄酒为引。气虚者加党参、黄芪各 15g，少腹冷痛者加吴茱萸、艾叶各 12g，死胎日久不下者加麝香 3～6g。水煎服，每日 1 剂。早、晚各 1 次温服。	方②：人参、川芎、益母草各 30g，当归 60g，赤石脂 3g，黑芥穗 9g。水煎服，每日 1 剂。早晚各 1 次。用于胎死腹中难产。 方③：人参 30g，酒当归 60g，川牛膝 15g，乳香 6g。水煎服，用于胎死腹中难产。
妊娠合并急性病毒性肝炎方	偏方：生大黄 12g，茵陈蒿、败酱草各 30g，枳实、山栀子、厚朴、焦三仙各 9g，草豆蔻 10g。水煎服，早晚各 1 次温服，服 5 剂后大黄减成 6g，服 10 剂后大黄减为 3g，直到痊愈。	
妊娠合并泌尿系感染	方①：金银花 30g，连翘、蒲公英、紫花地丁、萹蓄各 25g，石韦、黄柏、茯苓、车前草各 12g，白术、山药、生栀子各 12g，白茅根 10g，甘草 6g。水煎服，每日 1 剂。服药同时大量饮水。用于妊娠合并尿路感染。	方②：当归 10g，川贝母 12g，苦参 10g。阴虚者加生地黄、枸杞子、车前子各 6g；实热者，加黄柏 10g、淡竹叶、瓜蒌各 8g；热盛者加生栀子、黄芩各 10g；渴甚者加麦冬 8g、沙参 10g；气虚者加黄芪、党参、川断各 8g。水煎服，每日 1 剂，早晚服。7 天为 1 个疗程。

（续表）

妊娠合并心脏病	方①：生山楂500g，蜂蜜250g。将生山楂洗净，去果柄、果核，放入铝锅内，加水适量，煎煮7成熟，水将干时加入蜂蜜，再用小火煮透取汁即可。冷却后放入瓶中。每日服3次，每次15~30g。 方②：山楂15g，红花6g，红枣10枚，熟地黄6g，牛肉200g，胡萝卜200g，烧酒、葱、姜、盐适量。把山楂洗净、去核，红花洗净，红枣去核，熟地黄切片，牛肉洗净，用沸水焯一下切成4cm大小的方块。姜切片，葱切段。把牛肉、烧酒、盐、葱、姜放入炖锅内，加水1 000ml，用中火煮20分钟，再加入汤1 000ml煮沸，下入胡萝卜、山楂、红花、熟地黄，用文火炖50分钟即可。每日1次，吃牛肉50g。可随意吃胡萝卜喝汤。	方③：绿豆适量，大米100g。先将绿豆洗净，用温水浸泡2小时后与大米同放入沙锅内，加水1 000ml，煮到豆烂米开汤稠。每日2~3次，每次15~30g。 方④：炙甘草12g，桂枝、麦冬、麻仁各10g，大枣30g，阿胶6g，生姜、党参各10g，生地黄30g。水煎服，每日1剂。早、晚各1次。
妊娠恶阻	方①：炒糯米100g。水煎服。 方②：牛肉、猪肉各50g。将牛肉、猪肉共煮熟，不加油盐，喝汤食肉。	方③：生姜50g，红糖50g。两味同炒为末，每天服3次，开水冲服。 方④：川黄连3g，紫苏叶6g。上药加水1 000ml，煎至600ml，早、中、晚饭前分3次温服。

（续表）

妊娠恶阻	方⑤:乌梅9g,炒白芍6g。两药加水1 000ml,煎至600ml,早、中、晚饭前分3次温服。	
妊娠合并癫痫	方①:砂仁6g。带壳炒黑,研末,用大米汤送服。 方②:羚羊角、酸枣仁、独活、五加皮各3g,防风、川芎、当归、茯神、杏仁各2g,木香、甘草各1g,生姜3片。研末用酒送服。	方③:羚羊角4g,酸枣仁4g,薏苡仁4g,川芎3g,独活3.5g,五加皮3g,茯苓3.5g,当归5g,防风3g,杏仁(去皮、尖、炒)30个,甘草3g。加水1 000ml,煎至600ml,早、中、晚饭前分3次温服。

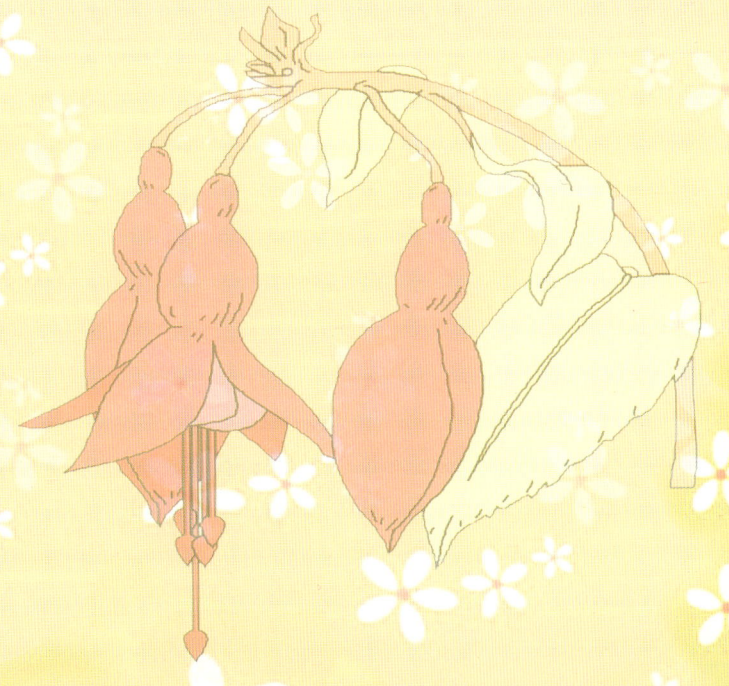

RENSHENQI JIBING ZAOCHAZAOZHI

妊娠期疾病
早查早治

销售分类：孕期保健

ISBN 978-7-5091-1285-4

9 787509 112854

定价：22.00元

策划编辑：彭倍勤 于 岚
版式设计：秋语公司
封面设计：